看護補助者との
さらなる協働のための

看護職員 ワークショップ テキスト

看護補助体制充実加算
「すべての看護職員への研修」対応

有限会社ビジネスブレーン　代表取締役
永井則子 編著

MC メディカ出版

はじめに

このワークショップテキストは、看護師と看護補助者の合同ワークショップを通して双方に目覚ましい成長変化が起こったことを見て、「この取り組みを多くの方とシェアしたい」との私たちの思いが形になったものです。

弊社は以前より看護補助者に「困難事例のリフレクション」のワークショップ型研修を実施し、一定の成果を上げて参りました。が、大田記念病院の栗原看護補助者担当師長から「看護補助者の意識は目に見えて変化しているが、協働する看護師側の意識が変わっていない。そのことから看護補助者が『気づきを実践につなげられない』とのジレンマに陥っているのではと懸念している」との報告がありました。

そこで提案したのが、看護師も交えたワークショップです。折しも「充実加算」の新設が発表された好機にあり、比較的スムーズに体制は整いました。

参加した看護師からは「看護補助者が何に困惑しているのかよく理解できた。これからは指示のみではなく、患者の入院の目的、退院のゴールなどについても丁寧に説明する」、また看護補助者からは「看護師に患者について質問しやすくなった」などの声が上がりはじめます。回を重ねるごとに、お互いの立場や強みを理解・尊重して働く「協働」の姿が如実に現れはじめたのです。

この取り組みの書籍化にあたりご快諾くださった社会医療法人祥和会 大田泰正理事長、看護部の皆様。そしてメディカ出版の粟本氏、野坂氏に心より感謝を申し上げます。

2023年2月

有限会社ビジネスブレーン

永井　則子

ワークシートダウンロード方法

本書中ダウンロードマーク付きのワークシートは、WEB ページからダウンロードすることができます。以下の URL からご利用ください。

ダウンロードページ

https://database.medica.co.jp/file-library/program.php?program_id=1464

ダウンロードしたい資料のサムネイルを押すと「ダウンロード」ボタンが表示され、資料のダウンロードが可能になります。

直接ダウンロードする場合はこちらから

ワークショップ Step1 看護師の指示責任（法的視点）

Step1 ワークシート

https://database.medica.co.jp/file-library/detail.php?files_id=11575

ワークショップ Step2 看護師のアセスメントにもとづく指示責任

Step2 ワークショップ用フレーム 1～16

https://database.medica.co.jp/file-library/detail.php?files_id=11576

Step2 ワークショップ用フレームその他

https://database.medica.co.jp/file-library/detail.php?files_id=11577

ワークショップ Step3 看護師の指示責任と指導

Step3 ワークショップ・トレーニング用課題 1～9

https://database.medica.co.jp/file-library/detail.php?files_id=11578

Step3 私たちの事例を挙げて検討してみましょう

https://database.medica.co.jp/file-library/detail.php?files_id=11579

ワークショップ Step4 合意形成のために

Step4 自職場のテーマでワークショップを開催してみましょう

https://database.medica.co.jp/file-library/detail.php?files_id=11580

＊本書発行日（最新のもの）より 3 年間有効です。有効期間終了後、本サービスは読者に通知なく休止もしくは終了する場合があります。
＊データは研修ツール（講義資料・配布資料など）としてご利用いただけます。商用利用はできません。
＊図書館での貸し出しの場合、閲覧手続きは、利用者個人が行なってください（貸し出し者による取得・配布は不可）。
＊雑誌や書籍、その他の媒体および学術論文に転載をご希望の場合は、当社まで別途お問い合わせください。
＊データの一部またはすべての Web サイトへの掲載を禁止します。
＊ダウンロードした資料をもとに作成・アレンジされた個々の制作物の正確性・内容につきましては、当社は一切責任を負いません。

看護補助者とのさらなる協働のための

看護職員 ワークショップテキスト

目　次

序　章

このワークショップテキストは、「看護職員および看護補助者の業務分担・協働をさらに推進するための基礎知識や基本となる考えかた」を対面研修やe-ラーニングで学んだ看護職の皆様が、「看護補助者への指示と指導のスキル」「看護補助者との協働のための実践力」を培うツールです。

看護補助者がチームの一員として活躍するために

診療報酬上の看護補助者は、1958年（昭和33年）完全看護から基準看護となった際に、家族に代わる立場「看護助手」として生まれました。看護助手は「生活環境にかかわる業務」を担い、直接ケアは看護師・准看護師によって行なわれることとされました。

1992年には日本看護協会の取り組みとして、看護補助者の業務は「看護師の指示のもとに看護業務を補助する」とされ、①生活環境にかかわる業務 ②日常生活にかかわる業務 ③診療にかかわる周辺業務 —— と三項目にまとめられました。

2010年には、急性期医療におけるチーム医療推進との観点から、看護補助者は「チームの一員」としてチームの成果に貢献する立場となりました。

1958年
家族の補助
→ 1992年
看護師の補助
→ 2010年
チームの一員
→ 2022年
協働推進

一方、看護補助者へのタスクシフトが推進されるなかで、「看護師による看護補助者への指示・業務委譲」「看護師と看護補助者のチームワーク」の課題が浮上してきます。

このような状況のもと、2022年診療報酬改定にて**【Ⅱ-4　各職種がそれぞれの高い専門性を十分に発揮するための勤務環境の改善、タスク・シェアリング／タスク・シフティング、チーム医療の推進—⑤看護補助者の更なる活用に係る評価の新設】**となり、看護師研修が義務となりました。

ワークショップ型学習で 協働推進への気づきと行動を引き出す

「看護師による看護補助者への指示・業務委譲」「看護師と看護補助者のチームワーク」の課題は多かれ少なかれどの職場にもあります。が、職場の特殊性により、取り組みの方向性は微妙に異なります。実践に結びつく学びを、従来の研修形式のみで成し遂げるのは困難です。

そこでワークショップ型学習を組み合わせたブレンデッド学習プログラムが有効となります。ワークショップ型学習とは、一方的に講習や研修を受けるのではなく、参加者が体験をもとにディスカッションをし、自分なりの気づき・学びを行動につなげることを目的にしています。

体験 ⁝ 気づき ⁝ 法則化 ⁝ 行動化

たとえば「協働のために何をすべきか」のような、組織文化をじっくり醸成する活動に効果があると考えます。進めかたの一つとしては次のような流れが考えられます。

(1) テーマ
(2) インスピレーショントーク（省いてもよい）
(3) 参加者の体験談
(4) テーマに対する気づきの洗い出し
(5) 個々の行動目標
(6) 数週間後に取り組みの成果を共有

事　例

(1) テーマ

「看護師と看護補助者のさらなる協働推進のためにすべきことは何か」

(2) インスピレーショントーク　～看護補助者との協働の失敗体験談

下記の事例は、看護補助者から困難事例として報告された事例です。患者に負担をかけるケアをしたことから、看護師が、報告に対して改善の指示をしています。が、冷静に考えると、私たち(看護師)の最初の指示や指導に改善が必要だと考えさせられました。

年　齢	57歳
性　別	男性
入院時の目的	コルセットの作成
既往歴	・腰椎圧迫骨折　・部分てんかん
現在の看護問題	腰椎圧迫骨折のために歩行時痛みがある
看護目標	コルセット着用により痛みなく日常動作がとれる
看護補助者の観察内容	腰痛がありなかなか離床させられない。 食事も進まず「もう少し食べましょうか」と声を掛けた。が、本人から「コルセットができるまでは動かないように言われている。トイレで迷惑をかけたくないので飲食は控えるようにしている」と訴えがある。
看護補助者が観察から推測したこと	動くなと言われている？　……そうなんだあ。 痛みが原因でリハビリや離床を拒否すると思っていたが、そもそも動いてはいけなかったのか……。
看護補助者が報告した内容	離床に拒否あり。「トイレで迷惑かけたくない」と食事を控える。
報告に対する看護師からの指導	コルセットができるまでは無理に離床させないでください。

(3) 参加者の協働に関する成功・失敗体験を共有

(略)

(4) テーマに対する気づきの洗い出し（例）

・看護補助者は専門能力不足というより患者情報不足で戸惑っている。看護師が他病棟に応援に行き患者情報不足で戸惑ったときのような状況下にいるのかもしれない

・チームの一員なら患者の入院の目的を知っている必要がある

・看護補助者が申し送りに参加すれば、彼らが把握している看護問題を看護師も共有できるかもしれない

etc.

（5）個々の行動目標
　例「看護補助者にも、患者の入院目的・看護目標を説明する」

（6）数週間後に取り組みの成果を共有
　例「患者の入院の目的や看護目標にかかわる情報が、看護補助者から以前よりも数多く報告されるようになった」

なお、ワークショップ型学習はリフレクションの場です。反省の場ではないことをお互いに確認することが大切です。

反　省	リフレクション
•悪い結果に謝罪する •「スミマセン」で終わる •新しい行動が生まれない	•自分なりの気づきがある •成功体験・失敗体験のどちらからでも、新たな行動が生まれる

4Stepで看護補助者との協働のための実践力を育てる

看護補助者に任せられるとする業務の判断が看護師間で異なることがあり、そのことが看護補助者を戸惑わせ、関係性にも影響が出ている、とよく耳にします。

また、前事例のように「看護師がどのように看護補助者にかかわれば良い結果を出せるのか」を知る機会が不足していると感じることが、ままあります。

これらの課題は、体験と対話を通して、お互いの考えかたや判断基準を共有しながら、時間をかけて少しずつ組織集団の協働の文化を育て、解決してゆきます。このワークショップテキストは、4Stepの学習プロセスで課題に向き合います。

Step 1 法的判断 → **Step 2** アセスメント → **Step 3** 指示と指導 → **Step 4** 合 意

Step1

「療養生活上の世話」と法的に判断される業務

Step2

「療養生活上の世話」を看護師のアセスメントで「療養上の世話」と判断するケース

Step3

看護補助者の困難事例から眺めた看護師による指示、指導のスキル向上

Step4

タスクシフトに向けた看護師の看護補助者の協調的解決

組織文化をつくるための対話の構造

体験と対話を通して、組織集団の文化としての価値基準を醸成させるためには、図表1のBのコミュニケーション構造であることが必須条件です。

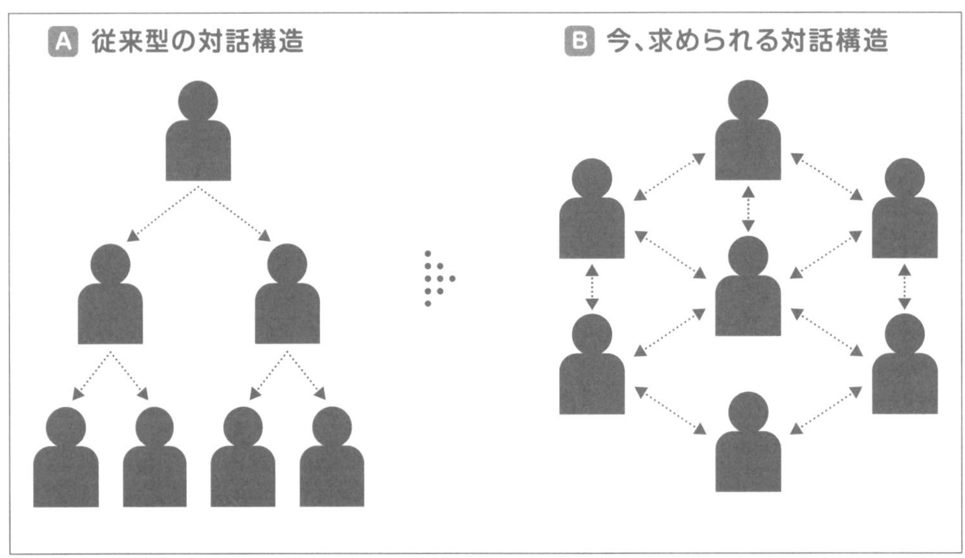

図表1　コミュニケーションの構造

しかし、医療職場でメンバー全員が集合して対話をするなど、とうてい望めません。そこで、5～6名の小グループ(図表1のB)をいくつか形成し、それぞれのグループのリーダーが情報共有の話し合いをすることで、ボトムアップ型の流れをつくります（図表2)。

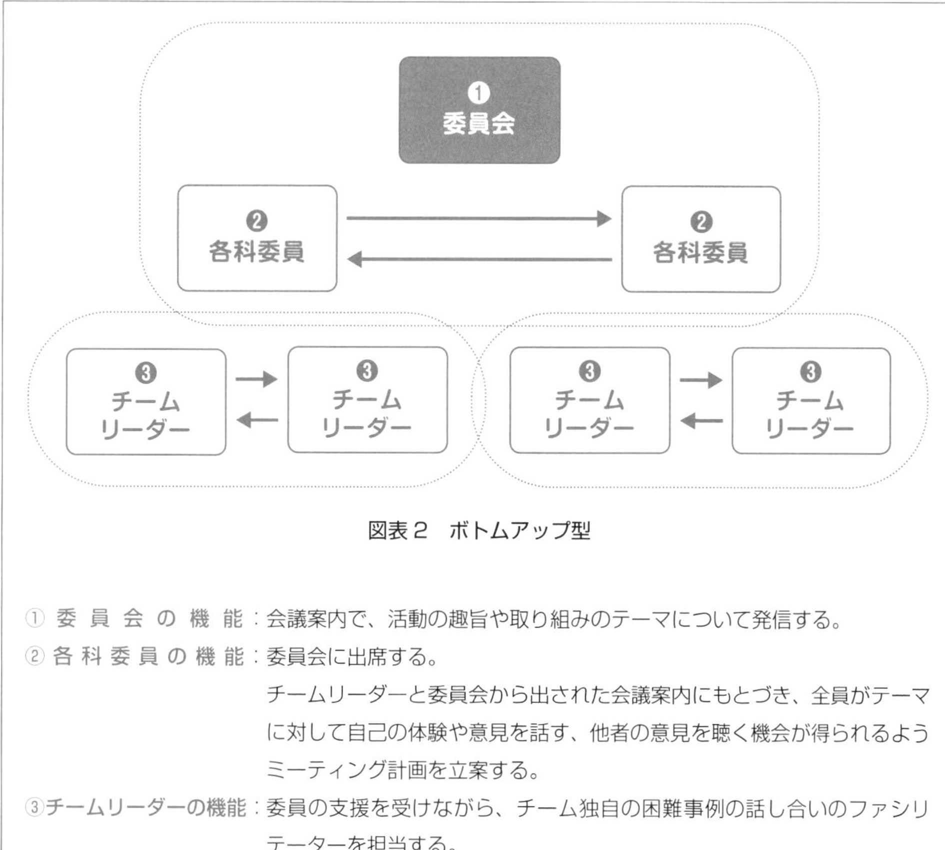

図表２　ボトムアップ型

①委員会の機能：会議案内で、活動の趣旨や取り組みのテーマについて発信する。
②各科委員の機能：委員会に出席する。
チームリーダーと委員会から出された会議案内にもとづき、全員がテーマに対して自己の体験や意見を話す、他者の意見を聴く機会が得られるようミーティング計画を立案する。
③チームリーダーの機能：委員の支援を受けながら、チーム独自の困難事例の話し合いのファシリテーターを担当する。

委員会が提示するワークショップ案内は、全体の取組を統合するうえでとても重要なものになります（図表３）。

委員会終了後３日以内に、今回の決定事項を報告書として流します。また、次回の目標は各職場での話し合いの時間を考慮すると２週間以上前に提示する必要があります。

<table>
<tr><th>ワーク
ショップ名</th><td colspan="3">協働促進委員会　第2回</td></tr>
<tr><th>日 時</th><td>2023年1月10日(火)　15:00～16:00</td><td>会場</td><td>カンファレンスルーム</td></tr>
<tr><th>参加者</th><td colspan="3">SCU:
田村　3階:
村上　4階:
最知　5階:
山平　6階:
小林　SCU:
大塚　回リハ:
勝野　救急:
大島</td></tr>
<tr><th>目 的</th><td colspan="3">看護師の看護補助者への指示責任につながるアセスメント能力向上を図る</td></tr>
<tr><th>目 標</th><td colspan="3">看護補助者の困難事例から看護師の指示・指導のありかたに気づく</td></tr>
<tr><th rowspan="4">事前準備</th><td rowspan="4">① 看護補助者から困難事例の提出を依頼し、ワークショップ会議を1月6日までに開催する
② 事前課題の事例結果は8日までに共有する
③ 委員会までに目を通し質問事項を考えておく</td><td colspan="2">役 割</td></tr>
<tr><td>司会
(進行役)</td><td>小 林</td></tr>
<tr><td>書記
(グラフィッカー)</td><td>田 村</td></tr>
<tr><td>議事録作成</td><td>大 塚</td></tr>
<tr><th rowspan="2">スケ
ジュール</th><td rowspan="2">15:00～15:05　チェックイン
15:05～15:10　ワークショップの目的、目標の確認
15:10～15:50　各部署(10分×4部署)
①事例発表 ②質疑 ③感想
15:50～16:00　次回の取組確認</td><td colspan="2">ルール</td></tr>
<tr><td colspan="2">① 時間で始め、時間で終わる
③ 資料は必ず事前に配布し、個々に目を通す
④ 必ず全員が自分の意見を伝える
⑤ 反省や責任追及の場ではないことを心する
⑥ 正解を出す場ではない。気づきを大切にする
⑦ 決定事項には3日以内に実行する</td></tr>
<tr><th>プロセス</th><td colspan="3"></td></tr>
<tr><th rowspan="2">次回の
取組</th><td rowspan="2" colspan="2"></td><td>担当者</td></tr>
<tr><td></td></tr>
</table>

図表３　ワークショップ案内の例

ワークショップ　**Step 1**

看護師の指示責任（法的視点）

Step 1 法的判断 ⋮ Step 2 アセスメント ⋮ Step 3 指示と指導 ⋮ Step 4 合 意

患者の日常生活にかかる業務のうち、看護補助者が担当できる業務は「療養**生活**上の世話」です。

看護師が看護補助者にケア実施を指示する前に、法的に看護補助者が実施してよい「療養生活上の世話」に当てはまること（p.68「資料」参照）を確認することが重要です。

看護補助者が行なってよい業務一覧を作成し、メンバーに提示することは容易です。が、この方法では個々のメンバーの解釈にバラツキが生じる、あるいは部署の特殊性を考慮した理解に落とし込めない、など、実践活用のレベルに到達することは困難です。

そこで、次の手順をふまえることで、部署全体の価値基準として定着させましょう。

組織文化をつくるための対話の構造

①既存の一覧表を用いて、クイズやアンケートを実施する
②回答を共有する
③それぞれが回答で可否としたことの背景となるものを共有する
④法的解釈の解説を加えながら、当該部署が正答とすることを確認する
⑤質疑を通して看護部としての方向性を話し合う
⑥既存の一覧表に、追加・修正を加える

ワークショップ例

以下の業務のうち、法的にいくつかの条件はあるものの「療養生活上の世話」にあたると考えられる業務を選び、「選択」欄に○をつけてみましょう。

下記の一覧表から、法的に「療養生活上の世話」と位置づけられている業務を選択しましょう。

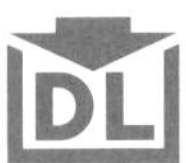

	業務内容	選択
環境	病床周辺の清潔・整頓	
	病室環境の調整（温度・湿度の調整、採光、換気など）	
	ベッドメイキング	
	シーツ交換	
	体位変換	
清潔	入浴介助	
	清拭	
	陰部洗浄	
	手浴、足浴、洗髪	
	洗面	
	口腔ケア	
	更衣	
	爪切りで爪を切る、爪やすりでやすりがけする	
	ひげそり（個人持ちの電動ひげそり器を使用）	
排泄	排泄介助	
	おむつ交換	
	浣腸、摘便、導尿	
	蓄尿バッグ内容の廃棄	
	便器・尿器・ポータブルトイレの準備、片づけ	
食事	食事配膳	
	食事介助	
	下膳、食事量チェック	
	経腸栄養剤の準備	
	経腸栄養剤の投与	
	経腸栄養剤投与後の片づけ	
移動	車いす・ストレッチャー搬送	
	移乗	
	ベッドアップ	
記録	日常生活ケアの記録	
安全	離床センサー・ナースコール対応	
	見守りが必要な患者の付き添い	

	業務内容	選　択
処　置	体温測定、自動血圧計を用いた測定	
	身長・体重測定	
	創傷・褥瘡処置	
	吸入、吸痰、酸素吸入実施	
	吸引必要物品の準備・片づけ	
	クーリング実施・交換	
	死後の処置	
	採尿・採便の介助	
投　薬	配薬	
	坐剤の挿入	
	内服準備（自己管理の患者の一包薬・散薬の袋を切るなど）	
	点眼剤・眼軟膏・軟膏の準備（ふたを開けるなど）	
	湿布薬の貼付	
物　品	診療に必要な器械器具の準備、整備、補充	
	医療材料等の発注、補充、整理	
	備品の管理	

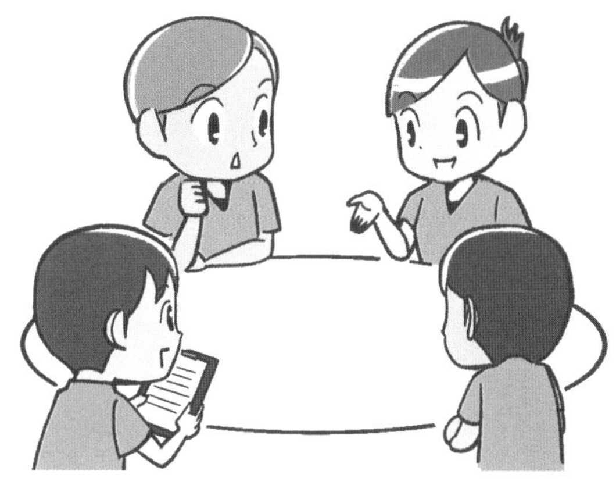

「医師法第 17 条、歯科医師法第 17 条及び保健師助産師看護師法第 31 条の解釈について（通知）」[1]に基づいた、医師・歯科医師・看護師等の免許を有しない者が医療施設内で行なってもよい「療養生活上の世話」にあたる業務の回答は、下記のようになります。

	業務内容	選択
環境	病床周辺の清潔・整頓	○
	病室環境の調整（温度・湿度の調整、採光、換気など）	○
	ベッドメイキング	○
	シーツ交換	○
	体位変換	○
清潔	入浴介助	○
	清拭	○
	陰部洗浄	○
	手浴、足浴、洗髪	○
	洗面	○
	口腔ケア	○
	更衣	○
	爪切りで爪を切る、爪やすりでヤスリがけする	○
	ひげそり（個人持ちの電動ひげそり器を使用）	○
排泄	排泄介助	○
	おむつ交換	○
	浣腸、摘便、導尿	
	蓄尿バッグ内容の廃棄	○
	便器・尿器・ポータブルトイレの準備、片づけ	○
食事	食事配膳	○
	食事介助	○
	下膳、食事量チェック	○
	経腸栄養剤の準備	○
	経腸栄養剤の投与	
	経腸栄養剤投与後の片づけ	○
移動	車いす・ストレッチャー搬送	○
	移乗	○
	ベッドアップ	○
記録	日常生活ケアの記録	○
安全	離床センサー・ナースコール対応	○
	見守りが必要な患者の付き添い	○
処置	体温測定、自動血圧計を用いた測定	○
	身長・体重測定	○
	創傷・褥瘡処置	
	吸入、吸痰、酸素吸入実施	
	吸引必要物品の準備・片づけ	○
	クーリング実施・交換	○
	死後の処置	○
	採尿・採便の介助	○
投薬	配薬	
	坐剤の挿入	
	内服準備（自己管理の患者の一包薬・散薬の袋を切るなど）	○
	点眼剤・眼軟膏・軟膏の準備（ふたを開けるなど）	○
	湿布薬の貼付	
物品	診療に必要な器械器具の準備、整備、補充	○
	医療材料等の発注、補充、整理	○
	備品の管理	○

文　献

1）医師法第 17 条、歯科医師法第 17 条及び保健師助産師看護師法第 31 条の解釈について（通知）. 医政発第 0726005 号, 厚生労働省医政局長, 平成 17 年 7 月 26 日.

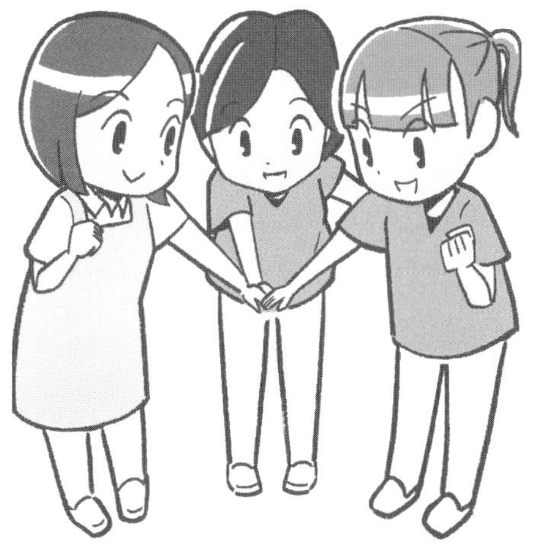

看護師のアセスメントにもとづく指示責任

法的判断 ⋮ **アセスメント** ⋮ 指示と指導 ⋮ 合 意

看護補助者への指示には看護師による アセスメントが不可欠

Step1で確認した「食事介助」のように、法的に看護補助者が実施可能とされている業務（療養生活上の世話）でも、「患者の循環動態が不安定」などの場合には、看護師の業務（療養上の世話）となり、看護補助者の業務範囲ではなくなります。

このように看護師は、看護補助者に指示するケアが患者の状態から眺めて「療養生活上の世話」に相当するか否か、常にアセスメントを実施する責任があります。

看護補助者の困難事例から「看護師の指示責任」について学ぶ

看護師によるアセスメントが実施されなかった、あるいは不十分である場合、看護補助者がケアに際して戸惑い、最悪の場合にはインシデントに発展することもあります。

次の事例は、看護補助者から「ケアに際して困難を感じた症例」として提示された内容です。

事例を用いて看護師の指示責任について理解を深めます（図表1）。

事例の解説

(1) 看護補助者が観察したことから眺め、看護補助者の業務としたことへの疑問点

患者に下記のような状態や行為が確認されている。

- 意思疎通が難しい。
- 口の中に食物をためやすく誤嚥・窒息するのではと、不安になっている。
- 喉がゴロゴロ鳴っている。
- 興奮しやすく、暴力行為がある。

(2) この事例における指示と指導の課題

- 看護補助者が観察できている看護問題を、看護師が共有できていたか？
- 観察したうえで「療養生活上の世話」と判断したとしたら、基準は何だったのか？
- 「どのような症状がみられたら報告すべき」と看護補助者に指導したのか？

<table>
<tr><td colspan="2">看護補助者が「ケアに際して困難を感じた症例」として提示した理由
食事介助の際に姿勢を整えても徐々に体位が崩れてしまう。また、食物を口の中に残しやすく、咳き込む、喉がゴロゴロと鳴っている。窒息の危険性を感じたので振り返りたいと考えた。</td></tr>
<tr><td>患者</td><td>71 歳男性</td></tr>
<tr><td>入院時の傷病</td><td>■症候性てんかん
■帯状疱疹性髄膜炎・帯状疱疹性脳炎の疑い</td></tr>
<tr><td>既往歴</td><td>高血圧症／躁うつ病／統合失調症／アルツハイマー型認知症／慢性胃炎／腰痛症／不随意運動症</td></tr>
<tr><td>現在の看護問題</td><td>非効果的脳組織循環リスク状態／慢性混乱／急性混乱リスク状態</td></tr>
<tr><td>看護目標</td><td>全身管理により異常時早期対応、症状悪化を防ぐ</td></tr>
<tr><td>看護補助者から眺めた現在の介護問題</td><td>■食事介助のとき、飲み込みが難しい
■口の中にためやすく、誤嚥・窒息の危険があるのでは……
■喉がゴロゴロ鳴っている
■足がベッドから落ちやすく姿勢も崩れやすい</td></tr>
<tr><td>介護目標</td><td>安全に食事ができる</td></tr>
<tr><td>介助中の観察内容</td><td>■意思疎通が難しく、言葉も聞き取りにくい
■興奮しやすく、暴力行為がある
■食事介助中は飲み込みに時間がかかり、残留もしやすいためか、ときどきむせている
■足がベッドから落ちやすい</td></tr>
<tr><td>観察から推測したこと</td><td>■窒息の恐れがある
■転落の可能性がある</td></tr>
<tr><td>報告した内容</td><td>■食事介助中に飲み込みが悪くむせている
■喉がゴロゴロ鳴っている
■足がベッドからすぐ落ちてしまう</td></tr>
<tr><td>その他の情報</td><td>食事の内容　嚥下食 2-2</td></tr>
</table>

図表１　看護補助者から提出された困難事例

看護師のアセスメント力、判断基準の統合のためのワークショップを開催する

同一のケアに対して看護師間で「看護補助者による実施の可・否」の判断に相違が出ることは、少なからず起こっています。

そのことから看護補助者を混乱させることを未然に防ぐためには、看護師の判断基準を統合するためのワークショップが必要です。

ワークショップの進めかた

(1) ワークショップ用フレームを準備する
(2) 法的視点で「療養生活上の世話」とされている業務を記入する
(3) 看護師の業務範囲（療養上の世話）と判断すべき患者の状況を列挙する
(4) 看護補助者の業務範囲（療養生活上の世話）として特別記載すべきことがあれば挙げる
(5) 列挙された内容に対してクリティカルに見直しをする
(6) 回答例（p.38～）と照合して自職場独自の基準を作成する
(7) 一年に一回は見直しをする

ワークショップ用フレームへの記入例

食事介助 (2)	
特記事項（判断に際し重要な基準） 食事に要する時間が 40 分をこえる場合、言語聴覚士や看護師がカンファレンスの場を設け検討し、介助計画を見直す	
看護師の業務範囲（療養上の世話） 状態が不安定であるなど、医師の指示のもとで医療的視点での連続した観察が必要	**看護補助者の業務範囲（療養生活上の世話）** 状態は安定しており、看護師の指示のもとで生活視点での観察が必要
(3) ■咀嚼嚥下状態を連続的に観察しながら介助する必要がある ■呼吸、血圧など循環動態が不安定だ ■意識障害があるなど対話が成り立たない ■良肢位を維持できない	(4) ■食事に要する時間が 30 ～ 40 分である

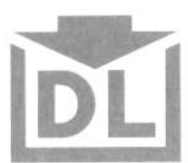

ワークショップ用フレーム

「看護師の業務範囲（療養上の世話）」と「看護補助者の業務範囲（療養生活上の世話）」について話し合い、表を完成させてください。

1

口腔ケア	
特記事項（判断に際し重要な基準） 重度の歯周病等がない場合の日常的な口腔内の刷掃（ブラッシング）・清拭において、歯ブラシや綿棒または巻き綿子などを用いて、歯・口腔粘膜・舌に付着している汚れを取り除き、清潔にすること	
看護師の業務範囲（療養上の世話） 状態が不安定であるなど、医師の指示のもとで医療的視点での連続した観察が必要	**看護補助者の業務範囲（療養生活上の世話）** 状態は安定しており看護師の指示のもとで生活視点での観察が必要

メモ

2

爪切り	
特記事項（判断に際し重要な基準） 爪そのものに異常がなく、爪の周囲の皮膚にも化膿や炎症がなく、かつ、糖尿病等の疾患に伴う専門的な管理が必要でない場合に、その爪を爪切りで切ること、および、爪やすりでやすりがけをすること	
看護師の業務範囲（療養上の世話） 状態が不安定であるなど、医師の指示のもとで医療的視点での連続した観察が必要	**看護補助者の業務範囲（療養生活上の世話）** 状態は安定しており看護師の指示のもとで生活視点での観察が必要

メモ

3

耳垢の除去	
特記事項（判断に際し重要な基準） 耳垢塞栓の除去を除く	
看護師の業務範囲（療養上の世話） 状態が不安定であるなど、医師の指示のもとで医療的視点での連続した観察が必要	**看護補助者の業務範囲（療養生活上の世話）** 状態は安定しており看護師の指示のもとで生活視点での観察が必要

メモ

4

食事セッティング	
特記事項（判断に際し重要な基準） 食事を摂取できるよう体勢を整える。 食事、お茶、スプーン、フォーク、箸、食事用エプロンなどを準備する。 患者の呼吸・循環動態が安定している。	
看護師の業務範囲（療養上の世話） 状態が不安定であるなど、医師の指示のもとで医療的視点での連続した観察が必要	**看護補助者の業務範囲（療養生活上の世話）** 状態は安定しており看護師の指示のもとで生活視点での観察が必要

メモ

5

食事介助	
特記事項（判断に際し重要な基準） 食事に要する時間が 40 分をこえる場合、言語聴覚士や看護師がカンファレンスの場を設け検討し、介助計画を見直す	
看護師の業務範囲（療養上の世話） 状態が不安定であるなど、医師の指示のもとで医療的視点での連続した観察が必要	**看護補助者の業務範囲（療養生活上の世話）** 状態は安定しており看護師の指示のもとで生活視点での観察が必要

メモ

※回答例はp.20を参照

6

トイレ介助（歩行）	
特記事項（判断に際し重要な基準） 移乗、衣服の着脱、排泄後の陰部洗浄・清拭の一連の行為。 患者の呼吸・循環動態が安定している。	
看護師の業務範囲（療養上の世話） 状態が不安定であるなど、医師の指示のもとで医療的視点での連続した観察が必要	**看護補助者の業務範囲（療養生活上の世話）** 状態は安定しており看護師の指示のもとで生活視点での観察が必要

メモ

7

ポータブルトイレ介助	
特記事項（判断に際し重要な基準） 移乗、衣服の着脱、排泄後の陰部洗浄・清拭の一連の行為。 患者の呼吸・循環動態が安定している。	
看護師の業務範囲（療養上の世話） 状態が不安定であるなど、医師の指示のもとで医療的視点での連続した観察が必要	**看護補助者の業務範囲（療養生活上の世話）** 状態は安定しており看護師の指示のもとで生活視点での観察が必要

メモ

8

オムツ交換	
特記事項（判断に際し重要な基準） オムツの選択、体位を整える、排泄物の観察、陰部洗浄、オムツを当てる、排泄物の処理をする、などの一連の業務。 患者の呼吸・循環動態が安定している。	
看護師の業務範囲（療養上の世話） 状態が不安定であるなど、医師の指示のもとで医療的視点での連続した観察が必要	**看護補助者の業務範囲（療養生活上の世話）** 状態は安定しており看護師の指示のもとで生活視点での観察が必要

メモ

9

寝衣交換	
特記事項（判断に際し重要な基準） 病衣などの交換。 患者の呼吸・循環動態が安定している。	
看護師の業務範囲（療養上の世話） 状態が不安定であるなど、医師の指示のもとで医療的視点での連続した観察が必要	**看護補助者の業務範囲（療養生活上の世話）** 状態は安定しており看護師の指示のもとで生活視点での観察が必要

メモ

10

移動・移乗	
特記事項（判断に際し重要な基準） 見守り歩行。 車いす、ストレッチャー、ベッドなどでの移送。 患者の呼吸・循環動態が安定している。	
看護師の業務範囲（療養上の世話） 状態が不安定であるなど、医師の指示のもとで医療的視点での連続した観察が必要	**看護補助者の業務範囲（療養生活上の世話）** 状態は安定しており看護師の指示のもとで生活視点での観察が必要

メモ

11

<table>
<tr><th colspan="2">体位変換</th></tr>
<tr><td colspan="2">特記事項（判断に際し重要な基準）
全介助、一部介助。
患者の呼吸・循環動態が安定している。</td></tr>
<tr><td>看護師の業務範囲（療養上の世話）
状態が不安定であるなど、医師の指示のもとで医療的視点での連続した観察が必要</td><td>看護補助者の業務範囲（療養生活上の世話）
状態は安定しており看護師の指示のもとで生活視点での観察が必要</td></tr>
<tr><td></td><td></td></tr>
</table>

メモ

12

ベッドバス	
特記事項（判断に際し重要な基準） 全介助、一部介助。 患者の呼吸・循環動態が安定している。術後など初回は看護師が実施。	
看護師の業務範囲（療養上の世話） 状態が不安定であるなど、医師の指示のもとで医療的視点での連続した観察が必要	**看護補助者の業務範囲（療養生活上の世話）** 状態は安定しており看護師の指示のもとで生活視点での観察が必要

メモ

13

入浴介助（機械浴を含む）	
特記事項（判断に際し重要な基準） 患者の呼吸・循環動態が安定している。入院・術後初めての入浴時の介助は看護師が行なう。	
看護師の業務範囲（療養上の世話） 状態が不安定であるなど、医師の指示のもとで医療的視点での連続した観察が必要	**看護補助者の業務範囲（療養生活上の世話）** 状態は安定しており看護師の指示のもとで生活視点での観察が必要

メモ

14

洗　髪	
特記事項（判断に際し重要な基準） ベッド上・シャンプー台での実施。 患者の呼吸・循環動態が安定している。	
看護師の業務範囲（療養上の世話） 状態が不安定であるなど、医師の指示のもとで医療的視点での連続した観察が必要	**看護補助者の業務範囲（療養生活上の世話）** 状態は安定しており看護師の指示のもとで生活視点での観察が必要

メモ

15

歩行訓練（生活リハビリテーション）	
特記事項（判断に際し重要な基準） 更生用装具の脱着は相対的医療行為なので看護補助者による実施が可能。治療目的の装具の場合には看護師が実施する。 患者の呼吸・循環動態が安定している。	
看護師の業務範囲（療養上の世話） 状態が不安定であるなど、医師の指示のもとで医療的視点での連続した観察が必要	**看護補助者の業務範囲（療養生活上の世話）** 状態は安定しており看護師の指示のもとで生活視点での観察が必要

メモ

16

死後の処置	
特記事項（判断に際し重要な基準） ①処置　②エンゼルメイク　③グリーフケアと分けて考える	
看護師の業務範囲（療養上の世話） 状態が不安定であるなど、医師の指示のもとで医療的視点での連続した観察が必要	**看護補助者の業務範囲（療養生活上の世話）** 状態は安定しており看護師の指示のもとで生活視点での観察が必要

メモ

自職場の特殊性から眺めて、検討しておきたい業務を取り上げ、考えてみましょう。

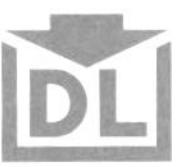

その他

特記事項（判断に際し重要な基準）	
看護師の業務範囲（療養上の世話） 状態が不安定であるなど、医師の指示のもとで医療的視点での連続した観察が必要	**看護補助者の業務範囲（療養生活上の世話）** 状態は安定しており看護師の指示のもとで生活視点での観察が必要

メモ

回答例

これらの回答は参考資料です。自職場の状況での判断を大切にしましょう。

1

口腔ケア	
特記事項（判断に際し重要な基準） 重度の歯周病等がない場合の日常的な口腔内の刷掃（ブラッシング）・清拭において、歯ブラシや綿棒または巻き綿子などを用いて、歯・口腔粘膜・舌に付着している汚れを取り除き、清潔にすること	
看護師の業務範囲（療養上の世話） 状態が不安定であるなど、医師の指示のもとで医療的視点での連続した観察が必要	**看護補助者の業務範囲（療養生活上の世話）** 状態は安定しており看護師の指示のもとで生活視点での観察が必要
■動揺歯がある ■口腔内に感染・炎症・傷・出血がある ■気管挿管中である ■吸引を必要とする ■意識レベルが安定していない ■呼吸状態・SpO_2が不安定である ■開口が困難である ■誤嚥性肺炎を起こすリスクが高い ■抗凝固薬服用中（血小板不足等による出血リスクが高い）	■口腔内に医療上の問題がない ■意識レベルが安定している ■嚥下状態が安定している ■入れ歯の洗浄 ■入れ歯の管理

2

爪切り	
特記事項（判断に際し重要な基準） 爪そのものに異常がなく、爪の周囲の皮膚にも化膿や炎症がなく、かつ、糖尿病等の疾患に伴う専門的な管理が必要でない場合に、その爪を爪切りで切ること、および、爪やすりでやすりがけをすること	
看護師の業務範囲（療養上の世話） 状態が不安定であるなど、医師の指示のもとで医療的視点での連続した観察が必要	**看護補助者の業務範囲（療養生活上の世話）** 状態は安定しており看護師の指示のもとで生活視点での観察が必要
■病的な爪（巻き爪、爪白癬等の真菌症、陥入爪、巨爪症、二枚爪） ■爪の周囲皮膚に、化膿・炎症がある ■疾患（糖尿病等）に伴う専門的な管理が行なわれている ■爪切りを極度に嫌う、抵抗感が強い	■爪とその周囲皮膚が健康である

3

耳垢の除去	
特記事項（判断に際し重要な基準） 耳垢塞栓の除去を除く	
看護師の業務範囲（療養上の世話） 状態が不安定であるなど、医師の指示のもとで医療的視点での連続した観察が必要	**看護補助者の業務範囲（療養生活上の世話）** 状態は安定しており看護師の指示のもとで生活視点での観察が必要
■湿性の耳垢がある ■耳垢による塞栓が起こりやすい ■外耳道が狭い ■耳毛で奥が見えにくい ■耳の周囲に痛みがある ■耳の周囲に炎症がある ■暴れる	

4

食事セッティング	
特記事項（判断に際し重要な基準） 食事を摂取できるよう体勢を整える。 食事、お茶、スプーン、フォーク、箸、食事用エプロンなどを準備する。 患者の呼吸・循環動態が安定している。	
看護師の業務範囲（療養上の世話） 状態が不安定であるなど、医師の指示のもとで医療的視点での連続した観察が必要	**看護補助者の業務範囲（療養生活上の世話）** 状態は安定しており看護師の指示のもとで生活視点での観察が必要
■良肢位を持続的に保持できず、常に補整が必要 ■体位保持に伴い、呼吸・血圧に変動がある	■循環動態が安定している

5 食事介助の回答例は p.20 を参照

6

トイレ介助（歩行）	
特記事項（判断に際し重要な基準） 移乗、衣服の着脱、排泄後の陰部洗浄・清拭の一連の行為。 患者の呼吸・循環動態が安定している。	
看護師の業務範囲（療養上の世話） 状態が不安定であるなど、医師の指示のもとで医療的視点での連続した観察が必要	**看護補助者の業務範囲（療養生活上の世話）** 状態は安定しており看護師の指示のもとで生活視点での観察が必要
■血圧変動が激しい（脳動脈瘤があり血圧コントロール中など） ■酸素を継続的に投与しているなど、呼吸が安定しない ■対話が成り立たない ■迷走神経反射が起こりやすい ■治療の過程にあり四肢に可動域の制限がある（ペースメーカー植込み後、冠動脈検査後、など）	■良肢位を保てる

7

ポータブルトイレ介助	
特記事項（判断に際し重要な基準） 移乗、衣服の着脱、排泄後の陰部洗浄・清拭の一連の行為。 患者の呼吸・循環動態が安定している。	
看護師の業務範囲（療養上の世話） 状態が不安定であるなど、医師の指示のもとで医療的視点での連続した観察が必要	**看護補助者の業務範囲（療養生活上の世話）** 状態は安定しており看護師の指示のもとで生活視点での観察が必要
6「トイレ介助（歩行）」の内容に加えて ■麻痺や神経障害などがあり、ポータブルトイレのセッティングに工夫が必要	6「トイレ介助（歩行）」の内容に加えて ■多床室の場合の、ほかの患者への配慮 ■換気など

8

オムツ交換	
特記事項（判断に際し重要な基準） オムツの選択、体位を整える、排泄物の観察、陰部洗浄、オムツを当てる、排泄物の処理をする、などの一連の業務。 患者の呼吸・循環動態が安定している。	
看護師の業務範囲（療養上の世話） 状態が不安定であるなど、医師の指示のもとで医療的視点での連続した観察が必要	**看護補助者の業務範囲（療養生活上の世話）** 状態は安定しており看護師の指示のもとで生活視点での観察が必要
■皮膚に炎症・褥瘡などのトラブルがあり、処置が必要 ■体位変換に伴い循環動態に変動がある ■脊椎損傷や呼吸器装着、生命維持装置等のデバイスが装着されている等、体位変換に注意が必要 ■股関節に強い拘縮があり可動域が狭い ■強い筋緊張がある ■オムツ交換に強い抵抗がある ■対話が成り立たない ■禁忌肢位がある	■厳重な感染管理を必要としない ■褥瘡部分がドレッシング材保護されているなど、処置を伴わない

9

寝衣交換	
特記事項（判断に際し重要な基準） 病衣などの交換。 患者の呼吸・循環動態が安定している。	
看護師の業務範囲（療養上の世話） 状態が不安定であるなど、医師の指示のもとで医療的視点での連続した観察が必要	**看護補助者の業務範囲（療養生活上の世話）** 状態は安定しており看護師の指示のもとで生活視点での観察が必要
■持続点滴、CV 管理、人工呼吸器などのデバイスの管理が必要 ■不穏（身体抑制中） ■疼痛・嘔気・めまいなどが強い ■皮膚が脆弱、褥瘡・創部の観察を要する ■禁忌肢位がある（術後、拘縮が強いなど） ■厳重な感染管理が必要	■座位保持ができ、単独介助が可能 ■看護師により点滴の接続を外してからの更衣(終了後看護師により復帰)

10

移動・移乗	
特記事項（判断に際し重要な基準） 見守り歩行。 車いす、ストレッチャー、ベッドなどでの移送。 患者の呼吸・循環動態が安定している。	
看護師の業務範囲（療養上の世話） 状態が不安定であるなど、医師の指示のもとで医療的視点での連続した観察が必要	**看護補助者の業務範囲（療養生活上の世話）** 状態は安定しており看護師の指示のもとで生活視点での観察が必要
■モニター観察をしながら実施 ■呼吸が不安定で管理が必要 ■ストレッチャーでの移送 ■全介助	■酸素投与はしているが安定している ■座位での移送が可能

11

体位変換	
特記事項（判断に際し重要な基準） 全介助、一部介助。 患者の呼吸・循環動態が安定している。	
看護師の業務範囲（療養上の世話） 状態が不安定であるなど、医師の指示のもとで医療的視点での連続した観察が必要	**看護補助者の業務範囲（療養生活上の世話）** 状態は安定しており看護師の指示のもとで生活視点での観察が必要
■気管挿管、人工呼吸器等、デバイス管理が必要 ■骨折・拘縮等、禁忌肢位がある（大腿骨頸部骨折、外減圧術後等） ■意思疎通がとれない（自分で訴えができない） ■吸引が必要 ■酸素療法中等、循環動態が安定しない ■嘔吐などの症状がある	■対話が成り立つ ■禁忌肢位がない ■デバイス装着がない

12

ベッドバス	
特記事項（判断に際し重要な基準） 全介助、一部介助。 患者の呼吸・循環動態が安定している。術後など初回は看護師が実施。	
看護師の業務範囲（療養上の世話） 状態が不安定であるなど、医師の指示のもとで医療的視点での連続した観察が必要	**看護補助者の業務範囲（療養生活上の世話）** 状態は安定しており看護師の指示のもとで生活視点での観察が必要
■術後等で気管挿管、人工呼吸器等デバイス管理が必要 ■骨折・拘縮等、禁忌肢位がある（大腿骨頸部骨折、外減圧術後等） ■酸素療法中等 ■厳重な感染管理が必要 ■ベッド上安静の指示がある ■意識障害など対話が成り立たない	■褥瘡部分がドレッシング材で保護されている等、処置を伴わない ■看護師により点滴の接続を外してから入浴する

13

入浴介助（機械浴を含む）	
特記事項（判断に際し重要な基準） 患者の呼吸・循環動態が安定している。入院・術後初めての入浴時の介助は看護師が行なう。	
看護師の業務範囲（療養上の世話） 状態が不安定であるなど、医師の指示のもとで医療的視点での連続した観察が必要	**看護補助者の業務範囲（療養生活上の世話）** 状態は安定しており看護師の指示のもとで生活視点での観察が必要
■脱臼の危険がある ■禁忌肢位がある、四肢に強い拘縮がある ■不穏が強い ■入浴への抵抗が強い ■対話が成り立たない ■皮膚が脆弱である ■術前である ■デバイスの管理が必要な場合 ■呼吸器装着、気管切開などの場合 ■痰が多い ■創傷、褥瘡患部の処置を要する	■点滴のルートロックをし、濡れないように保護すれば可能

14

洗　髪	
特記事項（判断に際し重要な基準） ベッド上・シャンプー台での実施。 患者の呼吸・循環動態が安定している。	
看護師の業務範囲（療養上の世話） 状態が不安定であるなど、医師の指示のもとで医療的視点での連続した観察が必要	**看護補助者の業務範囲（療養生活上の世話）** 状態は安定しており看護師の指示のもとで生活視点での観察が必要
■体動でめまいが誘発されやすい ■わずかな刺激で痙攣発作が出るなど ■デバイスの管理が必要 ■頸椎カラーを装着している等、首の動きが制限されている ■身体拘束が必要 ■牽引をしているなど良肢位の保持にサポートが必要 ■頭部に挫創、術後で抜糸前である ■厳重な感染管理が必要 ■頭皮トラブルなどがあり処置や観察を要する	■対話が成り立つ ■傷等の状態観察を必要としない

15

歩行訓練（生活リハビリテーション）	
特記事項（判断に際し重要な基準） 更生用装具の脱着は相対的医療行為なので看護補助者による実施が可能。治療目的の装具の場合には看護師が実施する。 患者の呼吸・循環動態が安定している。	
看護師の業務範囲（療養上の世話） 状態が不安定であるなど、医師の指示のもとで医療的視点での連続した観察が必要	**看護補助者の業務範囲（療養生活上の世話）** 状態は安定しており看護師の指示のもとで生活視点での観察が必要
■運動時にモニター管理が必要 ■麻痺が重度で転倒リスクが高い ■血圧低下など循環動態が不安定 ■医師の指示が伴う治療用装具の脱着	■全身状態が安定している ■更生用装具の脱着

16

死後の処置	
特記事項（判断に際し重要な基準） ①処置　②エンゼルメイク　③グリーフケアと分けて考える。	
看護師の業務範囲（療養上の世話） 状態が不安定であるなど、医師の指示のもとで医療的視点での連続した観察が必要	**看護補助者の業務範囲（療養生活上の世話）** 状態は安定しており看護師の指示のもとで生活視点での観察が必要
■ルート類の抜去や抜糸の介助 ■医療器具の除去 ■家族がケア介入を希望した際にケアを指導する	■看護師とともに口腔ケアや清拭・陰部洗浄を行なう ■入れ歯があれば装着する ■エンゼルメイク（着衣、整髪、髭剃り、化粧） ■グリーフケア

ワークショップ

Step 3

看護師の指示責任と指導

法的判断　アセスメント　**指示と指導**　合 意

指示と指導の相違とは

看護補助者は「主治医若しくは看護師の指示を受けて」看護補助業務を実施しなければならないとされています[1)]。

また、看護補助者は「看護師長及び看護職の指導の下に」業務を行う必要があるとされています[2)]。

看護師の的確な「指示」、看護師・准看護師の丁寧な「指導」は、看護補助者のケアの質に大きく影響します。まずは「指示」と「指導」について確認しておきましょう。

看護師による「指示」とは

「指示」とは、法的かつ患者の状況アセスメントにより「療養生活上の世話」にあたると判断した業務を、実施するよう伝えることです。

事例 「佐藤健太郎さんを透析室に車いす搬送してください」

看護師・准看護師による「指導」とは

「指導」とは、看護師が指示した業務を看護師及び准看護師が実施手順や方法についてお手本を示すなど、説明をすることです。看護補助者からは「指示のみではなく具体的な指導が欲しい」との声が数多く聞かれます。

事例 「佐藤健太郎さんは左麻痺があります。車いすでの搬送に際しては、良肢位を保つために、このように（実際に見せる）背中にクッションを入れます」

ワークショップで眺めた「指示と指導」の気づき

看護補助者が困難を感じた事例を通し、看護職の「指示と指導」について考察してみましょう。

看護師が依頼したケア	
年　齢	82歳
性　別	女性
入院時の目的	物理的支持下の立位保持
既往歴	脳梗塞
現在の看護問題	左側空間無視／左半身麻痺／食事中の良肢位を保てず、誤嚥の危険性が高い
看護目標	誤嚥性肺炎を予防する
指示と指導	良肢位に注意して誤嚥がないように食事介助をする
看護補助者に伝えた患者情報	左麻痺があり姿勢が崩れやすい
看護補助者が実施したケア	
介助中の観察内容	食事介助時に左側に傾いていた 座りかたを直そうとしても姿勢が直らなかった
観察から推測したこと	姿勢が悪いと誤嚥につながるかもしれない
報告した内容	近くにいた理学療法士に相談をしたところ、理学療法士がタオルを丸めて左側の背中に入れて補整をしてくれた
困難と感じたこと	良肢位への整えかたがわからなかった

事例からの気づき、学び

(1) 指示についての学び

• 入院の目的（物理的支持下の立位保持）を共有しているほうが、指示する側も受ける側も意識が集中すると学んだ。

• 退院のゴールも共有すれば、看護補助者のケアのゴールが見いだせると感じる。

(2) 指導についての学び

• 良肢位の保ちかたの実践指導は必須だったと、今さらながら気づかされた。

• 初回アセスメント時は看護補助者にも同行してもらい、看護師がどう観察し、判断をくだしているかを共有したうえで指導を行なうと、看護補助者にとってやらされ感が減少するかも。

• 理学療法士とのカンファレンスに参加を促し、学習の機会をつくることは、看護補助者の細やかな観察や工夫を生み出すことにつながりそうだ。

看護職の「指示と指導」の考えかたとスキルを磨くワークショップ

ワークショップは、看護補助者が業務遂行に際してどのようなことに困惑し、看護職にどのようなことを期待しているのか。看護職がそれらを把握し、自らの指示と指導に必要なことへの気づきや学びを引き出し、スキルアップにつなげる手法として効果的です。「反省の場ではない」こと、「気づく機会となった」ことを「ラッキー！！」とすることを、肝に銘じて進めましょう。

ワークショップの進めかた

事前準備

（1）困難事例のワークショップ用フレーム（図表1）を準備する。

（2）看護補助者が、自身が経験した困難事例を挙げ、ワークショップ用フレームへ書き込みをする。看護補助者が情報を把握していない点は看護職が援助する。

ワークショップの展開

（1）看護補助者自身が事例を読みあげる。

（2）周囲から事例についてさらに深く観察するための質問を受ける。

（3）看護補助者は知る範囲で質問へ回答する。

（4）必要であれば質問者の質問の意図を聞く。

（5）さまざまな角度から眺めなおして、それぞれに気づいたこと・学べたことを述べる。

（6）個々に、今回の気づきや学びを明日からどう活用するかを述べる。

看護師が依頼したケア	
年　齢	歳
性　別	
入院時の目的	
既往歴	
現在の看護問題	
看護目標	
指示と指導	
看護補助者に伝えた患者情報	
看護補助者が実施したケア	
介助中の観察内容	
観察から推測したこと	
報告した内容	
困難と感じたこと	

図表１　困難事例のワークショップ用フレーム

ワークショップ・トレーニング用課題

ワークショップは正解が準備されているわけではありません。また、反省を促すのではなく、個々の気づき･学びを得ること、それらを明日からの行動につなげることが目的です。

ワークショップを進めるファシリテーターも参加者も、その進めかたを「ワークショップ・トレーニング用課題」で体験しておきましょう。

1. 食事介助（1）

看護師が依頼したケア	
年齢	62 歳
性別	男性
入院時の目的	脳腫瘍の精密検査のため
既往歴	高血圧症／大腸ポリープ
現在の看護問題	非効果的脳組織循環リスク状態
看護目標	頭蓋内圧亢進の症状出現を管理し、脳ヘルニアに至るリスクを最小化する
指示と指導	指示… 食事全介助 指導… むせ込みに注意する
看護補助者に伝えた患者情報	ベッド上安静 麺は 2cm にカットして介助する
看護補助者が実施したケア	
介助中の観察内容	ご飯を一口食べるとむせ込み、吐きそうになる
観察から推測したこと	口に入れる量が多すぎたのかもしれない
報告した内容	ご飯を一口食べてむせ込みがあった。3 分の 2 量食べることができた
困難と感じたこと	日ごとに食事量が減っている。介助時の声掛けが悪いのではないか
気づき、学び	
明日から実行すること	

2. 食事介助（2）

看護師が依頼したケア	
年齢	84 歳
性別	女性
入院時の目的	大腿骨骨折後の歩行リハビリ
既往歴	アルツハイマー型認知症／窒息
現在の看護問題	転倒転落リスク／誤嚥リスク
看護目標	・移乗、移動動作が安定する ・窒息の危険なく安全な食事ができる
指示と指導	むせ込みがないよう食事介助をする
看護補助者に伝えた患者情報	認知機能の低下がみられる。飲水をしながらだと協力動作が得られやすい
看護補助者が実施したケア	
介助中の観察内容	・口渇の訴えが多い ・空腹や口渇のときに不穏が強い ・食事等で、咀嚼なしですぐに飲み込む ・質問をするとしっかりとした返答がある
観察から推測したこと	咀嚼なしで飲み込むので、誤嚥の危険性がある
報告した内容	デイルームで食事中、飲食物が手の届く範囲にあると、自分のもののみならず、他患者のものを食べる可能性がある
困難と感じたこと	窒息の既往がある患者である。 飲水時ゴロ音が聞こえる。 窒息リスクを回避するために自分がどうかかわればよいか。

気づき、学び

明日から実行すること

3. セッティング・下膳

看護師が依頼したケア	
年齢	82歳
性別	女性
入院時の目的	左大腿骨転子部骨折の手術のため
既往歴	未破裂脳動脈瘤（血圧コントロール中）／高血圧症／うっ血性心不全
現在の看護問題	•仙骨部圧迫、栄養不良による褥瘡 •起き上がると血圧が低下する
看護目標	•褥瘡が完治する •関節可動域の低下を予防する •食事・移乗・排泄時に血圧の変動が起こらない
指示と指導	看護師によるベッドアップの後、食事中の見守りをする
看護補助者に伝えた患者情報	食事は自力摂取になっている
看護補助者が実施したケア	
介助中の観察内容	•自力摂取せず、スプーンを持たせてもぼんやりする。 •汗をかいていた。 •発語が少なく「はい、いいえ」の返答のみ。 •傾眠がちだ。
観察から推測したこと	せん妄が起こったのか？と思った
報告した内容	食事を自力摂取せず、スプーンを持たせてもぼんやりし汗をかいていた。 発語が少なく「はい、いいえ」の返答のみで、傾眠がちだった
困難と感じたこと	看護師にどのタイミングで報告する必要があったのだろうか、戸惑った。

気づき、学び

明日から実行すること

4. 口腔ケア

看護師が依頼したケア	
年齢	78 歳
性別	女性
入院時の目的	レスパイト 14 日間。慢性歯肉炎のため抜歯 6 本予定（抜歯後は残歯なし）
既往歴	ヒトT細胞白血病ウイルス1型関連脊髄症／神経因性膀胱／仙骨部褥瘡、仙骨骨髄炎 介護度 5
現在の看護問題	臀部褥瘡滲出液に対し、除圧と洗浄処置／2回/日、ガス抜きと腹部マッサージ／慢性歯肉炎
看護目標	褥瘡を悪化させない／口腔内を清潔に保つ
指示と指導	抜歯後 5 日経っているので、看護師から担当を交代し、看護補助者による一部介助で口腔ケアを実施する
看護補助者に伝えた患者情報	食事は軟菜食
看護補助者が実施したケア	
介助中の観察内容	歯茎に出血はなく、歯肉も盛り上がっていた。傷にスポンジが当たると顔をしかめた
観察から推測したこと	本人は抜いた後の歯茎のことが気になるようで、口のすすぎをおそるおそる実施していた。
報告した内容	抜歯後の歯茎の治り具合が心配そうであった
困難と感じたこと	傷の状態を説明できず安心させられなかった。 難病患者で要求が高い方だが、本人がふだんされている口腔ケアのやりかたを把握していなかった。そのために手間取り、少しいらだたせた。

気づき、学び

明日から実行すること

5. 身体の清潔に関する業務

看護師が依頼したケア	
年齢	93 歳
性別	女性
入院時の目的	脳梗塞
既往歴	高血圧症／緑内障／白内障／心房細動／子宮筋腫／右中大動脈梗塞
現在の看護問題	誤嚥リスク状態／褥瘡リスク状態
看護目標	誤嚥・窒息を起こさない／褥瘡をつくらない
指示と指導	褥瘡リスク状態にあるので、2～3 時間おきに体位変換を実施する。皮膚の状態を観察する。
看護補助者に伝えた患者情報	栄養状態が悪く、体動も少ないので、褥瘡ができやすい
看護補助者が実施したケア	
介助中の観察内容	• 皮膚の乾燥がある • 皮膚の剝離はないが臀部に発赤がある
観察から推測したこと	清拭や入浴で、保湿と循環促進をする必要があると思う。が、清潔ケアはどうなっているのかな。
報告した内容	清潔ケアの計画はどうなっているかを確認すると、清潔ケアの看護計画がなかった。
困難と感じたこと	臀部に発赤があり、ポジショニングの再検討が必要なのか

気づき、学び

明日から実行すること

6. 更衣

看護師が依頼したケア	
年齢	78 歳
性別	男性
入院時の目的	誤嚥性肺炎の治療
既往歴	高血圧症
現在の看護問題	経鼻胃チューブ留置中／痰の量が多い／失語のため意思疎通が難しい
看護目標	経口摂取ができる
指示と指導	暴れるので、更衣は看護補助者が 2 ～ 3 人で実施する
看護補助者に伝えた患者情報	過去に経鼻胃チューブを抜去したことがあるのでミトンをしている
看護補助者が実施したケア	
介助中の観察内容	ミトンを外すと介助者の顔や手をつかんで離さない。意思疎通は図れない
観察から推測したこと	経鼻胃チューブが不快で自己抜去しようとするのかもしれない
報告した内容	• 穏やかなときもある • 覚醒レベルが高いときにミトンを外そうとして暴れるように思う
困難と感じたこと	更衣の際に看護補助者 3 人で押さえつけるために、傷をつけてしまわないか、心配だ。
気づき、学び	
明日から実行すること	

7. 安全・安楽に関する業務（体位変換など）

看護師が依頼したケア	
年齢	86 歳
性別	女性
人院時の目的	脳梗塞後のリハビリテーション
既往歴	アテローム血栓性脳梗塞／神経障害性疼痛／高血圧症・高コレステロール血症
現在の看護問題	高次脳機能障害の残存による注意障害／認知障害／麻痺側の疼痛／転倒転落
看護目標	• 麻痺側の疼痛が軽くなる • 転倒転落せず安全に過ごせる • ADL が向上する
指示と指導	できるだけ離床させる。具体的には理学療法士から指導を受ける。
看護補助者に伝えた患者情報	麻痺側の疼痛の残存により離床時間の確保が難しい
看護補助者が実施したケア	
介助中の観察内容	• ベッド上では左上下肢の下にスネーククッションを用いて挙上するポジショニング • 夜間何度か「左足が痛い、痛み止めがほしい」との訴え（痛み止め内服 15 分後）
観察から推測したこと	• 長時間同じような体勢のため痛みが強くなるのかもしれない • 痛み止めを内服したことを認知できていないのかもしれない
報告した内容	夜間ナースコールがあり訪室すると、痛み止めがほしいと言われていた
困難と感じたこと	夜間の疼痛の訴えに対してどう対応したら安楽にできたか困った

気づき、学び

明日から実行すること

8. 安全な移送・移乗

看護師が依頼したケア	
年齢	71 歳
性別	男性
入院時の目的	転移性脳腫瘍術後のリハビリテーション
既往歴	右内頸動脈狭窄症／脳梗塞後遺症／高血圧症
現在の看護問題	急性混乱リスク状態／転倒転落リスク状態（入院直後に転倒した）
看護目標	夜間持続した睡眠をとれる／転倒転落による外傷を防ぐ
指示と指導	車いすにて障がい者用トイレでのトイレ介助をする
看護補助者に伝えた患者情報	上下肢感覚麻痺、左半側空間無視がある
看護補助者が実施したケア	
介助中の観察内容	• 障がい者用トイレの介助バーを右手で握って立つ • 便座から車いすへ移乗する際に「左足をどう動かしたらよいかわからない」と訴えがある • 左麻痺のため足底が床にしっかり着いていない
観察から推測したこと	車いすまでの距離が遠いので左下肢を動かしにくかったのかもしれない
報告した内容	理学療法士に自分の移乗のしかたを見てもらい、その方法でよいと指導を受けた
困難と感じたこと	左麻痺に対する具体的な対処策を確認していなかった

気づき、学び

明日から実行すること

9. 入浴介助

看護師が依頼したケア	
年齢	66歳
性別	女性
入院時の目的	パーキンソン症候群の薬物調整
既往歴	パーキンソン症候群（発症56歳）／右肋骨骨折（66歳）
現在の看護問題	バーキンソン症候群による身体可動性障害
看護目標	関節拘縮が進行しない
指示と指導	シャワー浴時、フラツキがあるので見守る
看護補助者に伝えた患者情報	• 内服から時間が空くとジスキネジアなどの症状の増悪がみられる • 起立性低血圧により歩行時ふらつきがあり、見守り歩行である
看護補助者が実施したケア	
介助中の観察内容	起立性低血圧により歩行時ふらつきありとのことなので、立ち上がるときには特に気をつけた。口をもぐもぐする様子はあった
観察から推測したこと	転倒の危険はなさそうだ
報告した内容	• 着替えが終わって落ち着いてから「ふらつき等はなかった」と報告する • 看護師から「入院後初めてだったので、入浴直後に血圧測定する予定だったのに」と叱られた
困難と感じたこと	入浴前に血圧測定していたことは知っていた。が、入浴後の測定が必要とは聞いていなかった。
気づき、学び	
明日から実行すること	

私たちの事例を挙げて検討してみましょう

自職場の看護補助者から「私が困難に感じた業務（ケア）の事例」を挙げてもらい、チームで検討してみましょう。

看護師が依頼したケア	
年齢	歳
性別	
入院時の目的	
既往歴	
現在の看護問題	
看護目標	
指示と指導	
看護補助者に伝えた患者情報	
看護補助者が実施したケア	
介助中の観察内容	
観察から推測したこと	
報告した内容	
困難と感じたこと	
気づき、学び	
明日から実行すること	

回答例

ここに掲載されている困難事例への回答例は、共同研究者が話し合って気づいたこと・学べたことです。あくまでも参考資料として活用してください。

1.

気づき、学び

- 頭蓋内圧亢進の症状として「吐き気」は重要な情報だなあ。
- 看護補助者が把握している看護問題を、看護師が共有していないことがあると気づいた。
- 「食事が進まない原因」を看護師は疾患から探る。が、看護補助者は関係性、働きかけ、食事の好みなどの視点で探ることに気づいた。
- カンファレンスでは吐き気の情報が出ているが、口頭報告だと抜けるのかぁ。

明日から実行すること

- 入院の目的を共有する（指示だけではなく）。
- カンファレンスに看護補助者を誘う。
- 看護補助者の報告に対して、「他には？」と、数多くの情報を聴き取る。
- 看護補助者が抱えている悩みも聴く。

2.

気づき、学び

- 既往歴に窒息がある患者なので、言語聴覚士のアセスメントがあったのではないかと考えられ、それらの情報を看護補助者への指示に生かすことが大切だと感じた。
- 言語聴覚士の指示に沿って、一度は看護師がともに介助をすべきケースだと思う。
- 吸引を必要とする患者であることから、看護補助者の業務としないことも考える必要があるのではと感じた。

明日から実行すること

- 看護補助者に指示をする前に、患者の既往歴の確認、現在の状態観察を行ない、それらをふまえた判断をする。

3.

気づき、学び

- ベッドアップの後、しばらく観察してから看護補助者へ任せる必要があると感じた。
- 何を見守るのかを具体的に指示を出すことが大切だ。
- 血圧低下の観察のしかたを見せるなどの指導が必要と気づかされた（めまいはないか、手足を触って冷たくないか、対話ができるか、など）。
- 異変を感じたときに応援を呼んでから看護師が来るまでの対処方法も指導する必要がある。

明日から実行すること

- 循環動態が不安定な患者は看護師が受け持つ。
- 「異変があったら呼んで」ではなく、具体的な症状を示す。
- 観察ポイントは看護師も一緒に観察を行なう。

4.

気づき、学び

- 患者への説明を看護師に要求してもよいケースだが、看護補助者は言いにくいのかも。
- 抜歯後の治癒経過を看護補助者にも説明しておく必要がある。
- 担当が看護師から看護補助者に変わる初回のケア時には、看護師も一緒にケアを行なったほうがよいと気づかされた。

明日から実行すること

- 難病の患者の場合は、本人のふだんのやりかたをケア計画に取り入れる。
- 担当が看護師から看護補助者に変わる初回のケア時には、看護師も一緒にケアを行なう。

5.

気づき、学び

- 褥瘡予防計画そのものを共有する必要がある。
- 看護補助者に褥瘡予防のカンファレンスにも参加してもらう必要がある。
- 看護補助者が気づいたことを伝えやすい職場環境づくりが大切だと感じた。

明日から実行すること

- 看護補助者からの指摘には「ありがとう」と感謝する。
- カンファレンスには看護補助者を誘う。

6.

気づき、学び

- 拒否行動がみられる患者の場合は、看護補助者のみでの対応は難しい。
- 夜間は経鼻胃チューブを抜くことができないか、医師と相談する事例かもしれない。
- 3人で押さえつけることで患者が恐怖を感じている可能性を感じた。

明日から実行すること

- 一緒に着替えを実施しながらポイントを指導する。

7.

気づき、学び

- 痛み止めが効くまでにどの程度の時間がかかるかを看護補助者と共有する必要がある。
- 薬物治療以外の疼痛コントロールの方法を検討しておく必要がある（ポジショニング、温める、タッチングなどで不安感を軽減する、話を聴く）。

明日から実行すること

- 離床させる生活リハビリテーションについて、もう少し細やかに指導する。
- 疼痛コントロールのカンファレンスを看護補助者も交えて実施する。

8.

気づき、学び

- 一度は看護師が一緒に介助して指導をする必要がある。
- 理学療法士とのカンファレンスに看護補助者も参加するとよいと思った。

明日から実行すること

- 初回は看護師が一緒に介助して指導をする。
- 理学療法士とのカンファレンスに看護補助者を誘う。

9.

気づき、学び

- 入院後初めての入浴は看護師も一緒に行なったほうがよい。
- 血圧測定の目的を伝えることが、ケアへ注意を払うことへの動機づけになると思う。
- 測定結果も共有すると、今後の観察・介助への参考になると思った。

明日から実行すること

- 入院後初めての入浴は看護師も一緒に行なう。

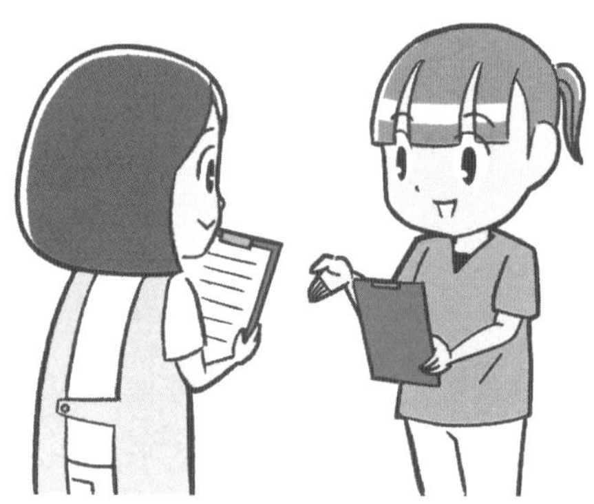

文　献

1）厚生労働省告示第 58 号．基本診療料の施設基準等の一部を改正する件．令和 2 年 3 月 5 日．
2）厚生労働省通知．基本診療料の施設基準等及びその届出に関する手続きの取扱いについて．保医発 0305 第 2 号．令和 2 年 3 月 5 日．

ワークショップ

Step 4

合意形成のために

法的判断 … アセスメント … 指示と指導 … 合 意

人的投資の時代といわれている現代において、看護補助者の能力を新たなサービス価値の創生につなげることこそ、目指す「協働」の姿です。そのために重要なのは、絶対的当事者意識の涵養（かんよう）ではないでしょうか。

指示から状況説明へ

ドラッカーが尊敬するメアリー・パーカー・フォレット（哲学者）は「命令の非人格化」との考えかたを打ち出しています。「仕事の指示が上司から発せられている」と理解すると関係性が崩れる、また、受け手のストレスとなる。一方、「仕事の状況（患者の状況）からその指示が発生している」と受け手が理解すると、指示はストレスなく受け入れられる。

つまり、「看護師の考えで指示が出されているのではなく、患者の状況がその指示を生み出している」と看護補助者の意識が変化することで、指示はストレスなく主体的に受け入れられると、筆者は解釈します。

そこで看護補助者が看護師の指示と指導に合意しやすくするためには、次の点が重要となると考えます。

- 患者の入院の目的や退院のゴールを共有する
- できうるかぎり日常的に患者の背景を共有する
- アセスメントをしながら指導する
- 指示の背景となる状況説明をする
- 多職種カンファレンス等へ参加する

健全な意見の衝突を組織や個人の学びに変えるワークショップ

健全な意見の衝突は、目標達成に向けて個人や集団に学習を起こし、新たなサービス価値を生み出します。

タスクシフトに際しては、もろ手を挙げて賛成するメンバーがいるかたわらで、「これ以上は仕事を増やすのは無理です」と抵抗する看護補助者が出る、あるいは、看護師からも「その業務を看護補助者に任せるのは不安だ」などと、さまざまな意見が出て、混沌とします。

この混乱を「組織学習」の好機としたワークショップの進めかたを事例で確認します。

対立事例

患者Ａの入浴介助計画には「看護補助者による全介助」となっている。当日の申し送り時にも「患者Ａのバイタル平常、入浴可」との指示だった。しかし、浴室で脱衣を介助した看護補助者は患者Ａの体が熱いことに気づく。看護師に報告をし、体温測定（38.0℃）をした。その結果として入浴は取りやめとなった。

看護補助者からは「看護師がしっかりアセスメントしてくれないと安心して入浴介助はできない」と看護師批判の声があがった。しかし、アセスメントからタイムラグがあり、患者の変化が起こることは考えられる。

その議論のなかで「看護補助者が入浴直前に体温測定をしては」との提案があった。これに対して看護補助者からも看護師からも賛否が分かれるさまざまな声が上がり、混沌としている。

対立するテーマの話し合い（二分法）の進めかた

(1) テーマの確認をする

(2) 対立の立脚点を明確にする

(3) Aの立場から眺めた理由を賛成でも反対でも全員考え、発言する

(4) Bの立場から眺めた理由を賛成でも反対でも全員考え、発言する

(5) 自職場のミッション（このことで、誰に、どのような貢献をするのか）を確認する

(6) 真の問題を把握する（問題の再焦点化）

①ミッションに向けて譲れない内容は？

②ミッションに向けて譲歩できる内容は？

③譲れない内容に対する解決策が明確になれば合意できるのか、確認をする

(7) 真の問題（③であることが多い）に対する解決策を洗い出す

(8) 優先順位を決めて取り組み計画を立案する（合意形成）

対立するテーマの話し合い（二分法）の事例

テーマ：看護師から入浴可とされた患者に再度「入浴直前に看護補助者が体温測定を実施する」ことについてそれぞれの視点で眺めた意見を考える。

立脚点	「入浴直前に看護補助者が体温測定を実施する」ことについて 賛成の視点での意見	「入浴直前に看護補助者が体温測定を実施する」ことについて 反対の視点での意見
意　見	①最新の患者の状態を客観的に知ることができるので安心して入浴介助できる ②老健施設では直前の体温測定を介護職が行なっていた ・病院では測定しないので「もし熱があったら……」と不安だった ・測定することでただ入浴介助しているのではなく、看護補助者なりの責任意識をもってケアをしている意識につながっていた ③看護師が測定できない状況にあるのだから私たちが実施するしかない ④看護補助者にも体温測定は許可されている	⑤これ以上、仕事が増えるのは困る ⑥測定のみならず、入浴の可否など、勝手な判断をしてトラブルになったら面倒だ ⑦バイタル測定は学んだことも体験したこともなく不安だ ⑧何かあったら……責任をとれない ⑨患者情報がない・指示もない状況のなかでケアをしている。「入院後初めての入浴だったので入浴後も測定してほしかった」など、理不尽なことを言われそうで不安だ ⑩バイタル測定は看護師の仕事だと思う
チームのミッション	患者に安全・快適・安心なケアを看護師と看護補助者が協働して提供する	
真の問題	①②④はチームのミッションに直接つながる内容であり、譲れない。 なお、反対意見も①②④を否定しているわけではない。⑤～⑩の不安感・疑問が解消されれば、賛成することはできる。したがって、ミッションに向けての真の問題は⑤～⑨となる。	
創造的問題解決	⑤⇒取り組んできた業務のなかでスリム化できるかの見直しをする ・配茶、湯飲み茶わんの洗浄を、厨房の一括管理へ変更できないか？ ⑥⇒看護補助者は体温測定した結果を記録・報告し、看護師が確認、入浴の可・否を判断、指示を出す ⑦⇒バイタルに関する基礎知識、バイタル測定に関するシミュレーション実地訓練の機会を設ける。その後、自立の承認を得た者から担当する ⑧⇒看護チームのリーダーは、月１回は看護補助者が困難を感じた事例を挙げ、チームでリフレクションをする	

対立するテーマの話し合い（二分法）の補足

（1）賛成の理由・反対の理由、いずれにも理由があること、「なるほど」と気づかされ、新たな視点が生まれます。これが「健全な意見の衝突」が生み出す学習効果です。

（2）「テーマに対する立脚点の設定」が対立意見として明確に設定されていることが重要です。

たとえば次のような設定だと、どんな対話の展開となるでしょうか。

問題の「立脚点」設定の悪例
「体温測定に条件しだいでは賛成」vs「体温測定に条件しだいで反対」

体温測定を受け入れるための個々の条件が幅広く列挙されるでしょう。が、肝心の組織のミッションに対する真の問題が見えにくく、結局、何も決められないことになりかねません。

（3）チームのミッションは、より高い位置で眺めたものにすることがポイントです。

「私たちがインシデントを起こさない」と「患者に安全・快適・安心なケアを看護師と看護補助者が協働して提供する」とでは、似て非なるものです。

もしも「インシデントを起こさない」をミッションにすると、極端な話し「これ以上、仕事の幅を拡大しない」という結果を導き出すことになります。

（4）チームのミッションは、組織の存在価値です。したがって、ミッションに向けて譲れない理由（意見）を押さえることが重要です。

と、なると①と②は譲れない重要要件となります。また、反対意見も、この意見を否定しているわけではないはずです。

（5）ここで、「反対の理由が改善できたらテーマには賛成できるか？」を確認します。

その確認がとれたときに「入浴直前に看護補助者が体温測定を実施する」に合意がとれたことになります。同時に、反対の理由「真の問題」を解決することへの合意もされたことになります。

（6）事例では真の問題に対する解決策の列挙までとなっています。が、実際には一つ一つの実行計画も立案します。

自職場のテーマでワークショップを開催してみましょう。

テーマ		
立脚点		
意 見		
チームのミッション		
真の問題		
創造的問題解決		

資 料

医政発第0726005号
平成17年7月26日

各都道府県知事　殿

厚生労働省医政局長

医師法第17条、歯科医師法第17条及び
保健師助産師看護師法第31条の解釈について(通知)

医師、歯科医師、看護師等の免許を有さない者による医業(歯科医業を含む。以下同じ。)は、医師法第17条、歯科医師法第17条及び保健師助産師看護師法第31条その他の関係法規によって禁止されている。ここにいう「医業」とは、当該行為を行うに当たり、医師の医学的判断及び技術をもってするのでなければ人体に危害を及ぼし、又は危害を及ぼすおそれのある行為(医行為)を、反復継続する意思をもって行うことであると解している。

ある行為が医行為であるか否かについては、個々の行為の態様に応じ個別具体的に判断する必要がある。しかし、近年の疾病構造の変化、国民の間の医療に関する知識の向上、医学・医療機器の進歩、医療・介護サービスの提供の在り方の変化などを背景に、高齢者介護や障害者介護の現場等において、医師、看護師等の免許を有さない者が業として行うことを禁止されている「医行為」の範囲が不必要に拡大解釈されているとの声も聞かれるところである。

このため、医療機関以外の高齢者介護・障害者介護の現場等において判断に疑義が生じることの多い行為であって原則として医行為ではないと考えられるものを別紙の通り列挙したので、医師、看護師等の医療に関する免許を有しない者が行うことが適切か否か判断する際の参考とされたい。

なお、当然のこととして、これらの行為についても、高齢者介護や障害者介護の現場等において安全に行われるべきものであることを申し添える。

(別紙)

1　水銀体温計・電子体温計により腋下で体温を計測すること、及び耳式電子体温計により外耳道で体温を測定すること

2　自動血圧測定器により血圧を測定すること

3　新生児以外の者であって入院治療の必要がないものに対して、動脈血酸素飽和度を測定するため、パルスオキシメータを装着すること

4　軽微な切り傷、擦り傷、やけど等について、専門的な判断や技術を必要としない処置をすること(汚物で汚れたガーゼの交換を含む。)

5　患者の状態が以下の3条件を満たしていることを医師、歯科医師又は看護職員が確認し、これらの免許を有しない者による医薬品の使用の介助ができることを本人又は家族に伝えている場合に、事前の本人又は家族の具体的な依頼に基づき、医師の処方を受け、あらかじめ薬袋等により患者ごとに区分し授与された医薬品について、医師又は歯科医師の処方及び薬剤師の服薬指導の上、看護職員の保健指導・助言を遵守した医薬品の使用を介助すること。具体的には、皮膚への軟膏の塗布(褥瘡の処置を除く。)、皮膚への湿布の貼付、点眼薬の点眼、一包化された内用薬の内服(舌下錠の使用も含む)、肛門からの坐薬挿入又は鼻腔粘膜への薬剤噴霧を介助すること。

① 患者が入院・入所して治療する必要がなく容態が安定していること
② 副作用の危険性や投薬量の調整等のため、医師又は看護職員による連続的な容態の経過観察が必要である場合ではないこと
③ 内用薬については誤嚥の可能性、坐薬については肛門からの出血の可能性など、当該医薬品の使用の方法そのものについて専門的な配慮が必要な場合ではないこと

注1　以下に掲げる行為も、原則として、医師法第17条、歯科医師法第17条及び保健師助産師看護師法第31条の規制の対象とする必要がないものであると考えられる。
① 爪そのものに異常がなく、爪の周囲の皮膚にも化膿や炎症がなく、かつ、糖尿病等の疾患に伴う専門的な管理が必要でない場合に、その爪を爪切りで切ること及び爪ヤスリでやすりがけすること
② 重度の歯周病等がない場合の日常的な口腔内の刷掃・清拭において、歯ブラシや綿棒又は巻き綿子などを用いて、歯、口腔粘膜、舌に付着している汚れを取り除き、清潔にすること
③ 耳垢を除去すること(耳垢塞栓の除去を除く)
④ ストマ装具のパウチにたまった排泄物を捨てること。(肌に接着したパウチの取り替えを除く。)
⑤ 自己導尿を補助するため、カテーテルの準備、体位の保持などを行うこと
⑥ 市販のディスポーザブルグリセリン浣腸器(※)を用いて浣腸すること
※ 挿入部の長さが5から6センチメートル程度以内、グリセリン濃度50%、成人用の場合で40グラム程度以下、6歳から12歳未満の小児用の場合で20グラム程度以下、1歳から6歳未満の幼児用の場合で10グラム程度以下の容量のもの

注2　上記1から5まで及び注1に掲げる行為は、原則として医行為又は医師法第17条、歯科医師法第17条及び保健師助産師看護師法第31条の規制の対象とする必要があるものでないと考えられるものであるが、病状が不安定であること等により専門的な管理が必要な場合には、医行為であるとされる場合もあり得る。このため、介護サービス事業者等はサービス担当者会議の開催時等に、必要に応じて、医師、歯科医師又は看護職員に対して、そうした専門的な管理が必要な状態であるかどうか確認することが考えられる。さらに、病状の急変が生じた場合その他必要な場合は、医師、歯科医師又は看護職員に連絡を行う等の必要な措置を速やかに講じる必要がある。
また、上記1から3までに掲げる行為によって測定された数値を基に投薬の要否など医学的な判断を行うことは医行為であり、事前に示された数値の範囲外の異常値が測定された場合には医師、歯科医師又は看護職員に報告するべきものである。

注3　上記1から5まで及び注1に掲げる行為は原則として医行為又は医師法第17条、歯科医師法第17条及び保健師助産師看護師法第31条の規制の対象とする必要があるものではないと考えられるものであるが、業として行う場合には実施者に対して一定の研修や訓練が行われることが望ましいことは当然であり、介護サービス等の場で就労する者の研修の必要性を否定するものではない。
また、介護サービスの事業者等は、事業遂行上、安全にこれらの行為が行われるよう監督することが求められる。

注4　今回の整理はあくまでも医師法、歯科医師法、保健師助産師看護師法等の解釈に関するものであり、事故が起きた場合の刑法、民法等の法律の規定による刑事上・民事上の責任は別途判断されるべきものである。

注5　上記1から5まで及び注1に掲げる行為について、看護職員による実施計画が立てられている場合は、具体的な手技や方法をその計画に基づいて行うとともに、その結果について報告、相談することにより密接な連携を図るべきである。上記5に掲げる医薬品の使用の介助が福祉施設等において行われる場合には、看護職員によって実施されることが望ましく、また、その配置がある場合には、その指導の下で実施されるべきである。

注6　上記4は、切り傷、擦り傷、やけど等に対する応急手当を行うことを否定するものではない。

執筆者一覧

執　筆	永井　則子	有限会社　ビジネスブレーン	
共同研究者看護師	岡田　久子	有限会社　ビジネスブレーン	
	後藤　美佐子	有限会社　ビジネスブレーン	
	栗原　真帆	脳神経センター大田記念病院	看護師長
	豊田　ひとみ	脳神経センター大田記念病院	看護師長
	勝野　文香	脳神経センター大田記念病院	チーフ会代表者
	小林　里奈	脳神経センター大田記念病院	チーフ会代表者
	山平　潤	脳神経センター大田記念病院	チーフ会代表者
事例提供	脳神経センター大田記念病院　看護補助者リーダー会		

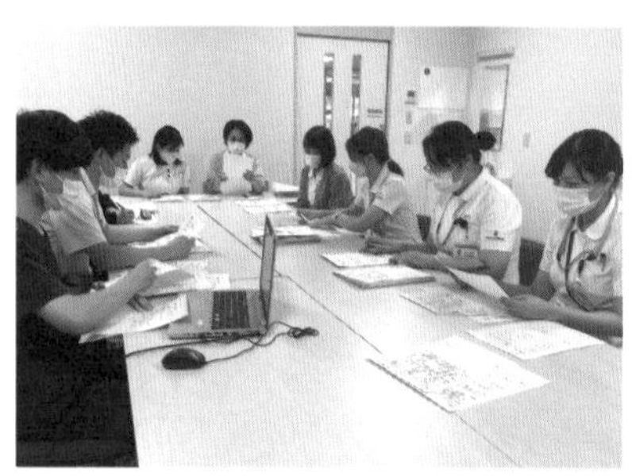

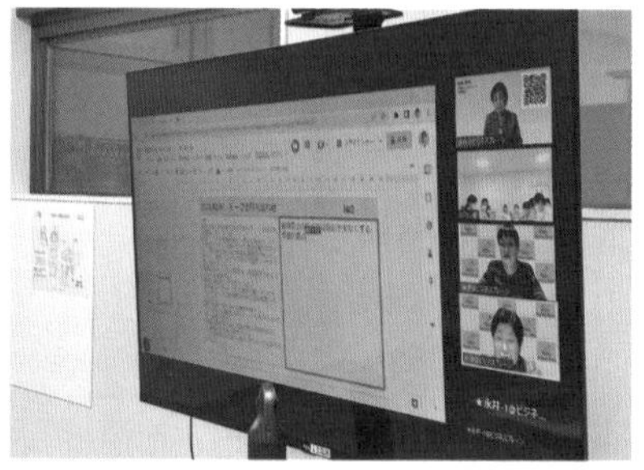

看護補助者とのさらなる協働のための看護職員ワークショップテキスト
－看護補助体制充実加算「すべての看護職員への研修」対応

2023年4月1日発行　第1版第1刷

編　著　永井 則子
発行者　長谷川 翔
発行所　株式会社メディカ出版
〒532-8588
大阪市淀川区宮原3－4－30
ニッセイ新大阪ビル16F
https://www.medica.co.jp/
編集担当　野坂直子／二畠令子
佐藤いくよ／粟本安津子
装幀・組版　カズミタカシゲ（こもじ）
本文イラスト　渡邊真介
印刷・製本　日経印刷株式会社

ISBN978-4-8404-8141-0　　Printed and bound in Japan

当社出版物に関する各種お問い合わせ先（受付時間：平日9：00～17：00）
●編集内容については、編集局 06-6398-5048
●ご注文・不良品（乱丁・落丁）については、お客様センター 0120-276-115